THIS BOOK BELONGS TO

_____

Date: _____

Time	Food	Category	Notes
Water	☐ ☐ ☐ ☐ ☐ ☐ ☐ ☐ ☐ ☐ ☐		

Date: _____

Time	Food	Category	Notes
Water	☐ ☐ ☐ ☐ ☐ ☐ ☐ ☐ ☐ ☐ ☐		

Date: _____

Time	Food	Category	Notes

| Water | ☐ ☐ ☐ ☐ ☐ ☐ ☐ ☐ ☐ ☐ ☐ |

Date: _____

Time	Food	Category	Notes
Water	☐ ☐ ☐ ☐ ☐ ☐ ☐ ☐ ☐ ☐ ☐		

Date: _____

Time	Food	Category	Notes

Water	☐ ☐ ☐ ☐ ☐ ☐ ☐ ☐ ☐ ☐ ☐

Date: _____

Time	Food	Category	Notes
Water	☐ ☐ ☐ ☐ ☐ ☐ ☐ ☐ ☐ ☐ ☐		

Date: _____

Time	Food	Category	Notes
Water	☐ ☐ ☐ ☐ ☐ ☐ ☐ ☐ ☐ ☐ ☐		

Date: _____

Time	Food	Category	Notes
Water	☐ ☐ ☐ ☐ ☐ ☐ ☐ ☐ ☐ ☐ ☐		

Date: _____

Time	Food	Category	Notes
Water	☐ ☐ ☐ ☐ ☐ ☐ ☐ ☐ ☐ ☐ ☐		

Date: _____

Time	Food	Category	Notes
Water	☐ ☐ ☐ ☐ ☐ ☐ ☐ ☐ ☐ ☐ ☐		

Date: _____

Time	Food	Category	Notes
Water	☐ ☐ ☐ ☐ ☐ ☐ ☐ ☐ ☐ ☐ ☐		

Date: _____

Time	Food	Category	Notes
Water	☐ ☐ ☐ ☐ ☐ ☐ ☐ ☐ ☐ ☐ ☐		

Date: _____

Time	Food	Category	Notes
Water	☐ ☐ ☐ ☐ ☐ ☐ ☐ ☐ ☐ ☐ ☐		

Date: _____

Time	Food	Category	Notes
Water	☐ ☐ ☐ ☐ ☐ ☐ ☐ ☐ ☐ ☐ ☐		

Date: _____

Time	Food	Category	Notes
Water	☐ ☐ ☐ ☐ ☐ ☐ ☐ ☐ ☐ ☐ ☐		

Date: _____

Time	Food	Category	Notes

Water	☐ ☐ ☐ ☐ ☐ ☐ ☐ ☐ ☐ ☐ ☐

Date: _____

Time	Food	Category	Notes

Water	☐ ☐ ☐ ☐ ☐ ☐ ☐ ☐ ☐ ☐ ☐

Date: _____

Time	Food	Category	Notes
Water	☐ ☐ ☐ ☐ ☐ ☐ ☐ ☐ ☐ ☐ ☐		

Date: _____

Time	Food	Category	Notes

Water	☐ ☐ ☐ ☐ ☐ ☐ ☐ ☐ ☐ ☐ ☐

Date: _____

Time	Food	Category	Notes
Water	☐ ☐ ☐ ☐ ☐ ☐ ☐ ☐ ☐ ☐ ☐		

Date: _____

Time	Food	Category	Notes

Water ☐ ☐ ☐ ☐ ☐ ☐ ☐ ☐ ☐ ☐ ☐

Date: _____

Time	Food	Category	Notes

| Water | ☐ ☐ ☐ ☐ ☐ ☐ ☐ ☐ ☐ ☐ ☐ |

Date: _____

Time	Food	Category	Notes

| Water | ☐ ☐ ☐ ☐ ☐ ☐ ☐ ☐ ☐ ☐ ☐ |

Date: _____

Time	Food	Category	Notes
Water	☐ ☐ ☐ ☐ ☐ ☐ ☐ ☐ ☐ ☐ ☐		

Date: _____

Time	Food	Category	Notes
Water	☐ ☐ ☐ ☐ ☐ ☐ ☐ ☐ ☐ ☐ ☐		

Date: _____

Time	Food	Category	Notes
Water	☐ ☐ ☐ ☐ ☐ ☐ ☐ ☐ ☐ ☐ ☐		

Date: _____

Time	Food	Category	Notes
Water	☐ ☐ ☐ ☐ ☐ ☐ ☐ ☐ ☐ ☐ ☐		

Date: _____

Time	Food	Category	Notes
Water	☐ ☐ ☐ ☐ ☐ ☐ ☐ ☐ ☐ ☐ ☐		

Date: _____

Time	Food	Category	Notes

Water ☐ ☐ ☐ ☐ ☐ ☐ ☐ ☐ ☐ ☐ ☐

Date: _____

Time	Food	Category	Notes
Water	☐ ☐ ☐ ☐ ☐ ☐ ☐ ☐ ☐ ☐ ☐		

Date: _____

Time	Food	Category	Notes
Water	☐ ☐ ☐ ☐ ☐ ☐ ☐ ☐ ☐ ☐ ☐		

Date: _____

Time	Food	Category	Notes
Water	☐ ☐ ☐ ☐ ☐ ☐ ☐ ☐ ☐ ☐ ☐		

Date: _____

Time	Food	Category	Notes

| Water | ☐ ☐ ☐ ☐ ☐ ☐ ☐ ☐ ☐ ☐ ☐ |

Date: _____

Time	Food	Category	Notes
Water	☐ ☐ ☐ ☐ ☐ ☐ ☐ ☐ ☐ ☐ ☐		

Date: _____

Time	Food	Category	Notes

Water ☐ ☐ ☐ ☐ ☐ ☐ ☐ ☐ ☐ ☐ ☐

Date: _____

Time	Food	Category	Notes
Water	☐ ☐ ☐ ☐ ☐ ☐ ☐ ☐ ☐ ☐ ☐		

Date: _____

Time	Food	Category	Notes

Water ☐ ☐ ☐ ☐ ☐ ☐ ☐ ☐ ☐ ☐ ☐

Date: _____

Time	Food	Category	Notes
Water	☐ ☐ ☐ ☐ ☐ ☐ ☐ ☐ ☐ ☐ ☐		

Date: _____

Time	Food	Category	Notes

| Water | ☐ ☐ ☐ ☐ ☐ ☐ ☐ ☐ ☐ ☐ ☐ |

Date: _____

Time	Food	Category	Notes
Water	☐ ☐ ☐ ☐ ☐ ☐ ☐ ☐ ☐ ☐ ☐		

Date: _____

Time	Food	Category	Notes
Water	☐ ☐ ☐ ☐ ☐ ☐ ☐ ☐ ☐ ☐ ☐		

Date: _____

Time	Food	Category	Notes
Water	☐ ☐ ☐ ☐ ☐ ☐ ☐ ☐ ☐ ☐ ☐		

Date: _____

Time	Food	Category	Notes

Water ☐ ☐ ☐ ☐ ☐ ☐ ☐ ☐ ☐ ☐ ☐

Date: _____

Time	Food	Category	Notes

| Water | ☐ ☐ ☐ ☐ ☐ ☐ ☐ ☐ ☐ ☐ ☐ |

Date: _____

Time	Food	Category	Notes
Water	☐ ☐ ☐ ☐ ☐ ☐ ☐ ☐ ☐ ☐ ☐		

Date: _____

Time	Food	Category	Notes
Water	☐ ☐ ☐ ☐ ☐ ☐ ☐ ☐ ☐ ☐ ☐		

Date: _____

Time	Food	Category	Notes

| Water | ☐ ☐ ☐ ☐ ☐ ☐ ☐ ☐ ☐ ☐ ☐ |

Date: _____

Time	Food	Category	Notes
Water	☐ ☐ ☐ ☐ ☐ ☐ ☐ ☐ ☐ ☐ ☐		

Date: _____

Time	Food	Category	Notes

Water	☐ ☐ ☐ ☐ ☐ ☐ ☐ ☐ ☐ ☐ ☐

Date: _____

Time	Food	Category	Notes
Water	☐ ☐ ☐ ☐ ☐ ☐ ☐ ☐ ☐ ☐ ☐		

Date: _____

Time	Food	Category	Notes
Water	☐ ☐ ☐ ☐ ☐ ☐ ☐ ☐ ☐ ☐ ☐		

Date: _____

Time	Food	Category	Notes

| Water | ☐ ☐ ☐ ☐ ☐ ☐ ☐ ☐ ☐ ☐ ☐ |

Date: _____

Time	Food	Category	Notes
Water	☐ ☐ ☐ ☐ ☐ ☐ ☐ ☐ ☐ ☐ ☐		

Date: _____

Time	Food	Category	Notes

| Water | ☐ ☐ ☐ ☐ ☐ ☐ ☐ ☐ ☐ ☐ ☐ |

Date: _____

Time	Food	Category	Notes
Water	☐ ☐ ☐ ☐ ☐ ☐ ☐ ☐ ☐ ☐ ☐		

Date: _____

Time	Food	Category	Notes
Water	☐ ☐ ☐ ☐ ☐ ☐ ☐ ☐ ☐ ☐ ☐		

Date: _____

Time	Food	Category	Notes

Water ☐ ☐ ☐ ☐ ☐ ☐ ☐ ☐ ☐ ☐ ☐

Date: _____

Time	Food	Category	Notes

Water	☐ ☐ ☐ ☐ ☐ ☐ ☐ ☐ ☐ ☐ ☐

Date: _____

Time	Food	Category	Notes

Water	☐ ☐ ☐ ☐ ☐ ☐ ☐ ☐ ☐ ☐ ☐

Date: _____

Time	Food	Category	Notes
Water	☐ ☐ ☐ ☐ ☐ ☐ ☐ ☐ ☐ ☐ ☐		

Date: _____

Time	Food	Category	Notes

| Water | ☐ ☐ ☐ ☐ ☐ ☐ ☐ ☐ ☐ ☐ ☐ |

Date: _____

Time	Food	Category	Notes

Water ☐ ☐ ☐ ☐ ☐ ☐ ☐ ☐ ☐ ☐ ☐

Date: _____

Time	Food	Category	Notes

| Water | ☐ ☐ ☐ ☐ ☐ ☐ ☐ ☐ ☐ ☐ ☐ |

Date: _____

Time	Food	Category	Notes
Water	☐ ☐ ☐ ☐ ☐ ☐ ☐ ☐ ☐ ☐ ☐		

Date: _____

Time	Food	Category	Notes

Water	☐ ☐ ☐ ☐ ☐ ☐ ☐ ☐ ☐ ☐ ☐

Date: _____

Time	Food	Category	Notes
Water	☐ ☐ ☐ ☐ ☐ ☐ ☐ ☐ ☐ ☐ ☐		

Date: _____

Time	Food	Category	Notes
Water	☐ ☐ ☐ ☐ ☐ ☐ ☐ ☐ ☐ ☐ ☐		

Date: _____

Time	Food	Category	Notes

Water	☐ ☐ ☐ ☐ ☐ ☐ ☐ ☐ ☐ ☐ ☐

Date: _____

Time	Food	Category	Notes
Water	☐ ☐ ☐ ☐ ☐ ☐ ☐ ☐ ☐ ☐ ☐		

Date: _____

Time	Food	Category	Notes
Water	☐ ☐ ☐ ☐ ☐ ☐ ☐ ☐ ☐ ☐ ☐		

Date: _____

Time	Food	Category	Notes
Water	☐ ☐ ☐ ☐ ☐ ☐ ☐ ☐ ☐ ☐ ☐		

Date: _____

Time	Food	Category	Notes
Water	☐ ☐ ☐ ☐ ☐ ☐ ☐ ☐ ☐ ☐ ☐		

Date: _____

Time	Food	Category	Notes

Water	☐ ☐ ☐ ☐ ☐ ☐ ☐ ☐ ☐ ☐ ☐

Date: _____

Time	Food	Category	Notes
Water	☐ ☐ ☐ ☐ ☐ ☐ ☐ ☐ ☐ ☐ ☐		

Date: _____

Time	Food	Category	Notes
Water	□ □ □ □ □ □ □ □ □ □ □		

Date: _____

Time	Food	Category	Notes
Water	☐ ☐ ☐ ☐ ☐ ☐ ☐ ☐ ☐ ☐ ☐		

Date: _____

Time	Food	Category	Notes

Water ☐ ☐ ☐ ☐ ☐ ☐ ☐ ☐ ☐ ☐ ☐

Date: _____

Time	Food	Category	Notes

| Water | ☐ ☐ ☐ ☐ ☐ ☐ ☐ ☐ ☐ ☐ ☐ |

Date: _____

Time	Food	Category	Notes

Water ☐ ☐ ☐ ☐ ☐ ☐ ☐ ☐ ☐ ☐ ☐

Date: _____

Time	Food	Category	Notes
Water	☐ ☐ ☐ ☐ ☐ ☐ ☐ ☐ ☐ ☐ ☐		

Date: _____

Time	Food	Category	Notes
Water	☐ ☐ ☐ ☐ ☐ ☐ ☐ ☐ ☐ ☐ ☐		

Date: _____

Time	Food	Category	Notes

Water ☐ ☐ ☐ ☐ ☐ ☐ ☐ ☐ ☐ ☐ ☐

Date: _____

Time	Food	Category	Notes
Water	☐ ☐ ☐ ☐ ☐ ☐ ☐ ☐ ☐ ☐ ☐		

Date: _____

Time	Food	Category	Notes
Water	☐ ☐ ☐ ☐ ☐ ☐ ☐ ☐ ☐ ☐ ☐		

Date: _____

Time	Food	Category	Notes

Water ☐ ☐ ☐ ☐ ☐ ☐ ☐ ☐ ☐ ☐ ☐

Date: _____

Time	Food	Category	Notes
Water	☐ ☐ ☐ ☐ ☐ ☐ ☐ ☐ ☐ ☐ ☐		

Date: _____

Time	Food	Category	Notes
Water	☐ ☐ ☐ ☐ ☐ ☐ ☐ ☐ ☐ ☐ ☐		

Date: _____

Time	Food	Category	Notes
Water	☐ ☐ ☐ ☐ ☐ ☐ ☐ ☐ ☐ ☐ ☐		

Date: _____

Time	Food	Category	Notes
Water	☐ ☐ ☐ ☐ ☐ ☐ ☐ ☐ ☐ ☐ ☐		

Date: _____

Time	Food	Category	Notes
Water	☐ ☐ ☐ ☐ ☐ ☐ ☐ ☐ ☐ ☐ ☐		

Date: _____

Time	Food	Category	Notes

Water ☐ ☐ ☐ ☐ ☐ ☐ ☐ ☐ ☐ ☐ ☐

Date: _____

Time	Food	Category	Notes
Water	☐ ☐ ☐ ☐ ☐ ☐ ☐ ☐ ☐ ☐ ☐		

Date: _____

Time	Food	Category	Notes
Water	☐ ☐ ☐ ☐ ☐ ☐ ☐ ☐ ☐ ☐ ☐		

Date: _____

Time	Food	Category	Notes
Water	☐ ☐ ☐ ☐ ☐ ☐ ☐ ☐ ☐ ☐ ☐		

Date: _____

Time	Food	Category	Notes

Water	☐ ☐ ☐ ☐ ☐ ☐ ☐ ☐ ☐ ☐ ☐

Date: _____

Time	Food	Category	Notes
Water	☐ ☐ ☐ ☐ ☐ ☐ ☐ ☐ ☐ ☐ ☐		

Date: _____

Time	Food	Category	Notes
Water	☐ ☐ ☐ ☐ ☐ ☐ ☐ ☐ ☐ ☐ ☐		

Date: _____

Time	Food	Category	Notes
Water	☐ ☐ ☐ ☐ ☐ ☐ ☐ ☐ ☐ ☐ ☐		

Date: _____

Time	Food	Category	Notes

Water ☐ ☐ ☐ ☐ ☐ ☐ ☐ ☐ ☐ ☐ ☐

Date: _____

Time	Food	Category	Notes
Water	☐ ☐ ☐ ☐ ☐ ☐ ☐ ☐ ☐ ☐ ☐		

Date: _____

Time	Food	Category	Notes
Water	☐ ☐ ☐ ☐ ☐ ☐ ☐ ☐ ☐ ☐ ☐		

Date: _____

Time	Food	Category	Notes
Water	☐ ☐ ☐ ☐ ☐ ☐ ☐ ☐ ☐ ☐ ☐		

Date: _____

Time	Food	Category	Notes
Water	☐ ☐ ☐ ☐ ☐ ☐ ☐ ☐ ☐ ☐ ☐		

Date: _____

Time	Food	Category	Notes
Water	☐ ☐ ☐ ☐ ☐ ☐ ☐ ☐ ☐ ☐ ☐		

Date: _____

Time	Food	Category	Notes
Water	☐ ☐ ☐ ☐ ☐ ☐ ☐ ☐ ☐ ☐ ☐		

Date: _____

Time	Food	Category	Notes
Water	☐ ☐ ☐ ☐ ☐ ☐ ☐ ☐ ☐ ☐ ☐		

Date: _____

Time	Food	Category	Notes
Water	☐ ☐ ☐ ☐ ☐ ☐ ☐ ☐ ☐ ☐ ☐		

Date: _____

Time	Food	Category	Notes
Water	☐ ☐ ☐ ☐ ☐ ☐ ☐ ☐ ☐ ☐ ☐		

Date: _____

Time	Food	Category	Notes
Water	☐ ☐ ☐ ☐ ☐ ☐ ☐ ☐ ☐ ☐ ☐